Bernard.
Notice sur les
piers - cartons
médicinaux.
A. 1846.

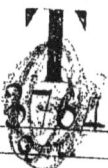

NOTICE

SUR LES PAPIERS-CARTONS-MÉDICINAUX

DE

E. BERNARD, Chirurgien.

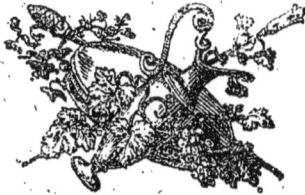

ANGOULÊME,

TYPOGRAPHIE DE F. SOULIÉ, RUE DES TROIS-NOTRE-DAME, 7.

1846.

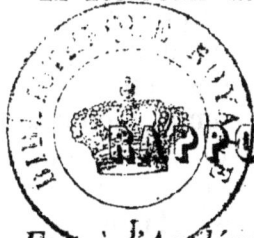

RAPPORT FAVORABLE

Fait à l'Académie Royale de Médecine de Paris,
par une commission composée de :

MM. BRICHETEAU, médecin à l'hôpital Necker, rapporteur.
BUSSY, professeur de chimie à l'école de
pharmacie,
LÉCANU, professeur à l'école de pharmacie ; } commissaires.

PAPIERS-CARTONS MÉDICINAUX

de E. BERNARD, chirurgien,

PRÉPARÉS SOUS LA DIRECTION DE St-JUST, PHARMACIEN.

Perfectionner de jour en jour, dans les arts comme dans les sciences médicales, telle est la prérogative inhérente à l'époque actuelle ; telle est aussi la source des découvertes utiles à l'humanité. Mais, composer sans raison, sans choix, sans discernement, un médicament quelconque, n'est pas seulement, comme dit Pline, une vaine parade de science et une forfanterie propre à éblouir les

1847

ignorants, mais c'est même, suivant cet auteur, une imprudence, une fourberie, une perfidie. En effet, de semblables moyens ne manquent jamais d'être préjudiciables aux malades, en ce qu'ils sont toujours inutiles, et qu'il y en a, même souvent, qui sont contraires au but qu'on se propose. Pour nous, nous avons compris qu'il fallait donner à ce qui était vieux, les grâces de la nouveauté, à ce qui était défectueux, les faveurs de la bonté, à ce qui était repoussant et incommode, les agrémens de la propreté et de la commodité, et enfin, appuyer ce qui était nouveau, bon, propre et commode, sur des preuves nombreuses de la plus exacte vérité. Cependant, malgré tous nos efforts, nous devons nous attendre à être déchirés par les traits de l'envie, à recevoir les outrages de l'ignorance et à être persécutés par le charlatanisme, cette plaie dévorante de notre époque. Mais le bon droit triomphera des vaines clameurs de nos ennemis, car nous avons l'espoir que le corps médical tout entier et la presse scientifique, ne nous feront pas défaut, et préconiseront nos produits de manière à paralyser leurs tentatives. S'il est des hommes qui, soit par indifférence, soit par système ou par défiance, se placent, tout d'abord, dans une position d'incrédulité, il en est d'autres qui, ouvrant les yeux à la lumière de la saine raison, rendent hommage à une découverte véritablement utile. C'est sur ces hommes consciencieux et positifs que nous nous sommes appuyés, et le concours bienveillant qu'ils ont prêté à l'examen scrupuleux des *Papiers-cartons médicinaux*, offre la certitude remarquable qu'ils n'ont point compté nos produits au nombre de ces panacées universelles, artifices mensongers à l'aide desquels on exploite, chaque jour, la crédulité publique. Aujourd'hui que des expériences multipliées sont venues augmenter le nombre de celles déjà faites antérieurement, depuis deux années, et que les *Papiers-cartons médicinaux* ont été expérimentés dans les principaux hôpitaux de Paris et de la province, par les premiers médecins de ces établissemens, qui nous en ont délivré les attestations les plus flatteuses, et que, par un sentiment de délicatesse bien naturel et qu'on comprendra facilement, nous ne voulons pas, à l'exemple de beaucoup de spécialistes, afficher ici; nous nous empressons de livrer au public nos produits, et de lui faire connaître tous les avantages réels qu'il doit en retirer, en les préférant à toutes les autres préparations du même genre. Comme aussi, nous appelons l'attention du gouvernement français, dont la sollicitude veille constamment aux besoins de tous, sur cette nouvelle combinaison de substances médicamenteuses bien connues, et destinée à rendre, non seulement aux hôpitaux et à l'armée, mais encore à la marine militaire et civile, les services les plus importants, en substituant l'emploi des *Papiers-cartons médicinaux* à toutes les pratiques routinières et insuffisantes usitées jusqu'à ce jour.

Division des Papiers-cartons médicinaux.

Les Papiers-cartons médicinaux se divisent :
1° En Cartons-cataplasmes ;
2° En Papier-carton vésicatoire ;
3° En Papier épispastique ;
4° En papier adoucissant.

Des Cartons-cataplasmes Bernard.

Ces Cartons sont destinés à remplacer les cataplasmes ordinaires et de diverses natures employés aujourd'hui dans la pratique médicale. Tels que les cataplasmes émolliens, mucilagineux, adoucissants, résolutifs, toniques, astringents, stimulants, révulsifs, diurétiques, narcotiques, sédatifs et anti-spasmodiques. Ceux spéciaux des affections cutanées, des affections scrophuleuses et des organes générateurs. Jusqu'à ce jour, ce moyen thérapeutique n'avait pu être mis en usage dans les maladies de l'utérus. Nous sommes, nous, les premiers, parvenus, à force de soins et de travail, à confectionner des cataplasmes cylindriques *vulvo-utérin,* d'une commodité inappréciable et propres à rendre les services les plus éminens dans les maladies de cet organe.

Les cartons-cataplasmes Bernard peuvent être indistinctement et facilement appliqués sur toutes les parties du corps. Ils sont de toutes grandeurs, carrés, carrés-longs, circulaires, ovales, cylindriques, et ils peuvent encore, au besoin, servir à préparer des décoctions pour lavemens et injections, en les faisant bouillir dans l'eau ordinaire.

Ces nouveaux cataplasmes présentent des qualités qui les rendent préférables aux analogues. En effet, ils remplissent l'indication médicale, mieux que les dégoutantes préparations usitées actuellement; la farine de lin par exemple. Ils conservent leur humidité et leur chaleur, ce qui leur permet de rester au moins 12 heures en contact avec la peau, sans passer à l'état de fermentation et d'aigreur, comme il arrive toujours aux autres, qu'on est dans l'obligation de renouveler toutes les 4 ou 5 heures, sous peine de donner des résultats contraires à ceux qu'on en attend. Leur odeur se conserve bonne, agréable et la propreté qui les accompagne est telle, qu'on n'a pas besoin de nettoyer la partie sur laquelle ils ont été appliqués, car ils n'y laissent aucune trace de malpropreté après leur emploi. Qui ne connaît, au contraire, les inconvéniens des autres cataplasmes qui les rendent un sujet de tourment et de dégoût pour les personnes chargées de les appliquer? Leur odeur est repoussante, et leur malpropreté est telle qu'elle augmente les douleurs des malades qui préfèrent souffrir plus longtems plutôt que de se salir de leur horrible marmelade. Leur préparation est toujours un embarras et souvent une difficulté pour les personnes qui, ayant peu l'habitude de ce genre de manipulation, les font trop épais ou trop minces dans certains points de leur étendue. Que se passe-t-il alors; si ce n'est que les parties les plus minces venant à se dessécher, s'attachent à la peau et aux poils dont elle peut être recouverte, si l'on n'a pas eu le soin de la raser, et font éprouver, au moment de les enlever, des douleurs cuisantes, conséquence produite par le tiraillement de l'épiderme. Enfin, à tous ces inconvéniens, ajoutons-y le tems qu'il faut toujours pour apprêter un cataplasme ordinaire, ce qui fait, très-souvent, qu'il est appliqué froid, dans l'hiver surtout, lorsqu'il devait renfermer une chaleur douce et bienfaisante. Le travail préparatoire pour les nôtres est nul, puisque nous les livrons prêts à être employés et qu'il suffit seulement de les inonder d'eau chaude.

En résumé, voici les résultats que présentent les cartons-cataplasmes Bernard.

Travail préparatoire nul pour celui qui doit en faire usage. Cataplasme toujours bien préparé.

Application facile et prompte. Humidité et chaleur constante. Fermentation et rancidité évitées.
Odeur agréable. Propreté, après son enlèvement,
des parties qui en ont été recouvertes. Faculté de
pouvoir les faire servir plusieurs fois en les humectant de nouveau avec l'eau chaude. Conserva-
tion pendant des années entières, en ayant le soin
de les tenir en lieux secs; qualité précieuse qui
les rend propres à l'exportation, au service de la
marine royale et marchande, de l'armée, des voya-
geurs, etc., et, n'importe la localité ou la position
dans laquelle on se trouvera placé, on ne man-
quera plus d'un objet qui peut être de la plus
grande importance, car, comme nous l'avons déjà
dit, il peut servir à préparer des décoctions pour
lavemens. Enfin, économie d'argent, de temps et
de linge, linge qui manque souvent à la classe pauvre; qui, pour toutes les classes de la société coûte
toujours très cher, et qui, pour les hôpitaux, les
maisons de santé, les infirmeries, les ambulances,
etc., est d'un prix incalculable.

Manière d'employer les cartons cataplasmes.

Après avoir fait choix d'un carton de la dimension, de la forme et de la nature substantielle qui
le compose, on le dépose dans un vase assez
grand pour le recevoir et contenant la quantité
d'eau chaude (1) nécessaire pour le recevoir. On

---

(1) Nous faisons remarquer ici que nous parlons d'eau chaude et non
pas d'eau bouillante. Cette dernière nuirait au développement des substances mucilagineuses dont le cataplasme est composé et s'opposerait par
conséquent a ce qu'il prit l'épaisseur qu'il doit avoir. Il ne faut pas perdre de vue cette indication toute rationnelle.

l'y laisse à demeure pendant cinq minutes, temps voulu pour que les vides qui existent entre le carton et son enveloppe soient remplis. Alors, on le retire de l'eau en le saisissant par le ruban placé à l'une de ses extrémités, on le laisse égouter et refroidir suffisamment, puis ensuite, on le presse légèrement entre les mains pour lui ôter encore l'excédent du liquide qu'il pourrait contenir, on l'applique, peu importe la face, sur la partie malade, en ayant le soin de le recouvrir (ceci est facultatif) d'un morceau de toile cirée dépassant à peu près de deux travers de doigts les bords du cataplasme, et enfin, on le maintient en place par un bandage convenable. Après l'avoir conservé sur la partie pendant 12 heures, s'il est utile d'en continuer l'usage, il suffira de l'humecter, une seconde fois, d'eau chaude en se conformant aux préceptes ci-dessus indiqués.

Du papier-carton vésicatoire Bernard.

On s'est beaucoup occupé depuis long-tems de donner au vésicatoire toutes les conditions possibles pour qu'il put agir d'une manière satisfaisante et pour le médecin et pour celui qui doit en faire usage. En un mot, on a recherché dans cette préparation a obtenir, avec le moins de douleur possible, une vésication rapide, ou du moins une séparation prompte et complette de l'épiderme avec la peau, et éviter les accidens qui se produisent souvent pendant et après son application. Tous ces travaux et toutes ces recherches sont restés sans succès. En effet, si nous analysons tous les vésicants employés et proposés jusqu'à ce jour, nous reconnaissons que celui dont on s'est servi long-temps et qui n'est pas encore entièrement banni de la pratique médicale dans les campagnes, consistait à saupoudrer seulement de cantharides en poudre fine du levain ou de la pâte ; qu'il produisait, pendant son application, une douleur très-vive et causait souvent la *dysurie*, par le contact immédiat de ces dernières avec la peau. Que l'emplâtre vésicatoire par incorporation et auquel l'esprit de spéculation a donné le nom de vésicatoire Anglais, était presque toujours mal préparé, les cantharides se trouvant mal divisées dans ce mélange emplastique. Que la formule des deux espèces qui figurent dans le codex, offre des résultats si peu certains, que tous les pharmaciens en général, les ont aujourd'hui totalement abandonné pour recourir aux sparadraps, où aux taffetas vésicants, comme moyen plus commode et plus prompt. Que ces sparadraps et ces taffetas, variés par leurs auteurs, et qui tiennent leurs propriétés des cantharides où de leurs préparations, de l'euphorbe et du garou mélangés dans un corps gras, puis étendus sur une toile fine ou de taffetas, ont le grave inconvénient d'agir comme les précédents sur les voies urinaires, et même, de ne pas former de vésication, lorsqu'ils sont préparés quelque temps à l'avance. Que la cantharidine, dont l'emploi exige, dans tous les cas, les plus grandes précautions. Que l'écorce de garou, trempé dans le vinaigre, dont l'action épispastique se fait trop long-temps attendre. Que les rondelles enflammées vantées par M. Pigeaux, espèce de moxa superficielle et très douloureux. Que les rondelles de linge imbibées d'ammoniaque et qu'il faut préparer auprès du lit du malade et appliquer à l'instant même, afin d'éviter la vo-

latilisation de ce liquide. Que la pommade ammo-
niacale de Gondret, qui produit, à la vérité, un
bon effet lorsqu'elle est récente, et enfin, que l'eau
bouillante, le marteau de M. Mayor, moyens qui
tiennent un peu de la barbarie des anciens tems,
et qui, du reste, inspirent toujours de la frayeur aux
malades; nous reconnaissons, disons-nous, que
tous ces moyens sont insuffisants, et que pas un
seul n'a pu atteindre le but proposé.

Les nouveaux vésicatoires que nous avons com-
posés, et dont plus de deux mille ont été expérimentés dans les mêmes hôpitaux et par les mêmes
médecins dont nous avons parlé à l'article cartons-cataplasmes, ont démontré qu'ils réunissaient
et remplissaient toutes les indications voulues et
qui manquent aux autres. Leur action est beaucoup plus prompte, sans être pour cela plus dou-
loureuse, car ils déterminent au bout de 4 ou 5
heures au plus de leur application, le décollement
de l'épiderme. Chez certains sujets, il n'a fallu que
deux heures ; résultat précieux, car dans un cas
désespéré, lorsque le médecin ne compte plus
pour dernière ressource que sur l'action sti-
mulante et irritante des vésicatoires, et qu'il lui
faut attendre leur effet, qu'il ne peut espérer que
dans les 24 heures (à moins cependant qu'il n'ait
recours aux moyens extrêmes que nous avons si-
gnalés), ne serait-il pas heureux d'avoir, sous la
main, un agent beaucoup plus prompt, sans pour
cela être plus douloureux? Le mode de préparation que nous avons fait subir à nos papiers-cartons vésicatoires leur permet de rester en contact
avec la peau, sans crainte de déterminer des accidens vers l'appareil urinaire, et de se conserver
pendant longues années, sous tous les climats,
sans rien perdre de leurs propriétés actives. Ils

sont d'une propreté extrême, d'un emploi facile, d'une commodité inappréciable pour le médecin voyageur, qui peut les porter sur lui, dans un carnet, chez ses malades, sans crainte de les voir se fondre à la chaleur et se coller les uns avec les autres; d'un autre côté, lorsqu'il prescrira l'emploi d'un vésicatoire, il n'aura plus le besoin indispensable de découper une feuille de papier, qu'il ne rencontre pas toujours chez son client, à la campagne surtout, pour indiquer la dimension et la forme de ce vésicatoire. Il marquera seulement sur sa prescription écrite, en indiquant la partie qui doit le recevoir, ces mots : vésicatoire de 6, 8, 10 centimètres, par exemple; car, le pharmacien dépositaire en sera pourvu de toutes grandeurs et de toutes formes depuis 3 jusqu'à 16 centimètres. Le pharmacien y trouvera de même aussi économie de tems, profit, et ne sera plus exposé à recevoir les reproches de ses cliens sur la mauvaise qualité de ses vésicatoires, lui garantissant, nous, l'efficacité des nôtres.

Manière d'employer les papiers-cartons vésicatoires.

Toutes les régions extérieures du corps peuvent les recevoir. Le médecin indiquera l'endroit où le vésicatoire doit être apposé. On aura le soin de le raser, si toutefois il est recouvert de poils ou de cheveux, et de le frictionner ensuite avec un linge, un peu rude, imbibé de vinaigre. On le met en place, la face, sur la peau, opposée à celle recouverte de plomb laminé, après l'avoir préalablement laissé une minute dans le vinaigre ou l'eau fraîche. Dans l'hiver, on peut employer tiède l'un ou l'autre de ces deux liquides. Une fois en place, on l'y maintient par un bandage convenable, qu'il faut observer de ne pas trop serrer; une forte compression s'opposerait à l'action vésicante du topique. Après un contact immédiat avec la peau de 4, 5 ou 6 heures au plus, le vésicatoire a produit son effet. On lève alors l'appareil, on trouve la vésicule formée, on l'incise, la sérosité s'écoule, on saisit l'épiderme, qu'on enlève vivement, et l'on procède au premier pansement en recouvrant la surface dénudée d'une feuille n° 1 des nouveaux papiers épispastiques, et découpée selon la forme et la grandeur de la plaie.

Des papiers épispastiques pour le pansement des vésicatoires.

Sans entrer dans de longs détails sur tous les papiers épispastiques connus et employés jusqu'à ce jour, nous dirons seulement, que le mode de préparation qu'on leur fait subir, ne remplit pas exactement les conditions voulues pour en faire un bon et agréable médicament externe ; par la raison, qu'ils ont tous l'inconvénient d'être préparés avec le papier ordinaire, sur lequel est étendue une couche d'un composé gras ou huileux, mélangé avec quelques agents épispastiques tels que l'euphorbe, le garou, etc., de passer facilement à l'état de rancidité, et de perdre, par conséquent, leurs propriétés primitives, de se coller les uns avec les autres, de sorte qu'il est souvent difficile et même impossible de les séparer ; de laisser aux doigts, lorsqu'on les touche, dans l'été surtout, une certaine quantité de ce composé graisseux et rance et enfin, d'exhaler, à l'ouverture des boîtes qui les renferment, une odeur *sui generis* repoussante.

Avec ceux que nous proposons, tous ces inconvénients disparaissent. En effet, nos papiers épispastiques ont cet avantage sur les autres, 1° d'être d'un prix moins élevé, 2° de se conserver toujours bons, 3° de répandre une odeur agréable, 4° de ne pas causer de douleur, 5° d'être apprêtés avec les substances médicamenteuses elles-mêmes, sans enduit quelconque sur leurs surfaces ; aussi, ils peuvent être appliqués indistinctement sur l'une ou l'autre, 6° enfin, ils possèdent l'agrément d'une propreté extrême, faciles à toucher, sans crainte de se graisser les doigts et d'un action certaine. Nous laissons au consommateur le soin d'apprécier tous ces avantages.

Le n° 1er convient pour les pansemens d'un vésicatoire établi; pour les personnes irritables et les enfants.

Le n° 2 plus actif servira lorsque le n° 1 ne produira pas une suppuration suffisante.

Le n° 3 beaucoup plus actif que le n° 2, sera employé dans les cas où il est utile d'obtenir une prompte et abondante suppuration.

Du papier adoucissant et dessicatif.

Ce papier, composé avec la racine de guimauve seule, est d'un blanc un peu jaunâtre, doux au toucher, mince, léger et cependant très solide. Trempé dans l'eau chaude il se ramollit facilement et peut s'appliquer sur toutes les parties du corps. Il peut remplacer, avec succès, dans les maladies

de l'abdomen, les flanelles imbibées d'une décoc-
tion émolliente, flanelles qui manquent toujours
à la classe pauvre et qu'il faut employer cependant lorsque le malade ne peut pas supporter le
poids, souvent trop lourd, des cataplasmes. Il servira plusieurs fois en le mouillant d'eau tiède
lorsqu'il sera sec. Il sera utile dans le pansement
de toutes les plaies inflammatoires, et dans bien
des cas, il pourra remplacer la charpie. Il peut
aussi au besoin servir a préparer des lavemens en
le faisant bouillir dans l'eau ordinaire, comme il
est d'usage de le faire pour la mauve, la guimauve,
plantes qu'il est souvent impossible de se pro-
curer, pendant les hivers rigoureux, pour les
personnes éloignées des villes et des pharmacies.
Enfin, dans bien des cas de fracture, plié en plusieurs doubles, coupé par bandes, et chargé
d'humidité, les parties fracturées mises en rapport
en seront enveloppées; il leur communiquera ses
propriétés adoucissantes, diminuera, par conséquent, l'inflammation qui se sera développée, se
dessèchera avec le tems, maintiendra ces partie
assez comprimées pour empêcher leur déplace-
ment, et formera un espèce de bandage inamo-
vible qui permettra de combattre, sans rien dé-
ranger, les accidents consécutifs qui pourraient
survenir, en l'humectant avec un médicament
approprié à la circonstance.

Nous recommandons particulièrement le papier
de guimauve a MM. les médecins et chirurgiens.

Toute demande devra être adressée à MM. E. Bernard, S¹-
Just et Cⁱᵉ, à La Couronne, près et par Angoulême (Charente).
Chaque envoi ne pourra pas être moindre d'une grosse pour les

pharmaciens et d'une demi grosse pour les médecins, soit en cataplasmes soit en vésicatoires, grandeurs et formes assorties à leur choix.

Pour le papier épispastique, de 12 boites au moins.

Pour le papier adoucissant à la guimauve, de 10 feuilles.

MM. les médecins et pharmaciens qui désireront avoir des cataplasmes où des vésicatoires d'une autre grandeur ou d'une autre forme que celles que nous avons adoptées, voudront bien nous en envoyer le modèle, nous nous empresserons de les faire confectionner, avec exactitude. De même aussi, nous préparerons sur leurs demandes et avec les substances médicamenteuses qu'ils nous désigneront, toutes sortes de papiers, pourvu que ces substances ne soient ni grasses ni huileuses.

PRIX COURANT

DES PAPIERS-CARTONS MÉDICINAUX,

DE

E. BERNARD, St-JUST ET CIE.

Cataplasmes Emolliens.

CARRÉS, CARRÉS-LONGS.	f.	c.	CIRCULAIRES, OVALES.	f.	c.
28 centimèt². sur 26............	»	40	....	»	45
28 id. sur 22............	»	35	....	»	40
26 id. sur 7 cat. p. le cou.	»	15	....	»	20
24 id. sur 22............	»	30	....	»	35
24 id. sur 18............	»	25	....	»	30
20 id. sur 18............	»	20	....	»	25
20 id. sur 14............	»	15	....	»	20
16 id. sur 14............	»	10	....	»	15
12 id. sur 10............	»	7½	....	»	15
18 id. sur 7............	»	5	....	»	10
Cataplasmes ophtalmiques pour un œil.			....	»	15
Id. id, pour les deux yeux.			....	»	30
Id. cylindriques pour hommes.			....	»	25
Id. Id. vulvo-utérin.			....	»	40
Cataplasmes toniques, astringents, résolutifs, stimulants.			.....	»	»
révulsifs, diurétiques, narcotiques, sédatifs.			....	»	»
anti-spasmodiques, anti-dartreux, anti-scrophuleux				»	»
10 c. de plus, pour chacune des dimensions ci-dessus				»	»

Cataplasmes préparés avec le quinquina gris, rouge, la canelle
de Ceylan, le safran, doubleront de prix.

Vésicatoires de forme ovale.

	f.	c.
16 centimètres sur 13...	1	25
14 id. sur 11..	1	»
12 id. sur 9...	»	80
10 id. sur 7...	»	60
8 id. sur 6...	»	50
7 id. sur 5 1/2..	»	40
6 id. sur 5...	»	30
5 id. sur 4...	»	20
4 id. sur 3...	»	15
3 id. sur 2...	»	10
Vésicatoire pour la nuque de forme particulière. 1re grandeur.	»	60
Id. id. id. 2e grandeur.	»	40
Id. pour le derrière de l'oreille.	»	25

Papier Epispastique.

	f.	c.
La boîte contenant 56 feuilles, moitié en plus que celles des autres spécialistes, n° 1...	1	»
Id. id. id. id. id. id. id. id. n° 2...	1	»
Id. id. id. id. id. id. id. id. n° 3...	1	»

Papier adoucissant à la Guimauve.

	f.	c.
La feuille de 55 centimètres sur 40......................	»	75
La demie-feuille.................................	»	40

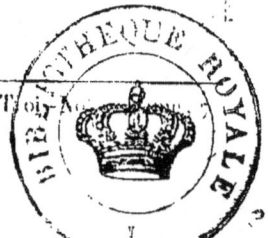

Angoulême, Imprimerie de F. Serré, rue des Trois-Notre-Dame.